TRAITEMENT

DES

MALADIES SYPHILITIQUES

ET CUTANÉES

TRAITEMENT

DES

MALADIES SYPHILITIQUES

ET CUTANÉES

PAR LA

LIQUEUR CONCENTRÉE

DE

SALSEPAREILLE A L'IODURE DE POTASSIUM

CHIMIQUEMENT PUR

DE

L. ROZÈS-JOLY

Pharmacien-Chimiste

PARIS

TYPOGRAPHIE ET LITHOGRAPHIE FÉLIX MALTESTE ET Cie

RUE DES DEUX-PORTES-SAINT-SAUVEUR, 22

1873

I

Nous n'essayerons pas, dans cette courte brochure, de traiter les maladies syphilitiques d'une manière approfondie et de discuter les opinions plus ou moins diverses, plus ou moins heureuses adoptées de nos jours. Notre but n'est pas celui-là : nous laisserons ces importantes questions pour nos illustres et savants maîtres ; et, du reste, nous ne pourrions répéter que ce qu'ils en ont dit ou écrit. Notre ambition se bornera à esquisser d'une manière toute simple l'histoire de la syphilis et des maladies qui, sans être syphilitiques, engendrent les conséquences les plus funestes, les dangers les plus réels.

Cette puissance irrésistible à laquelle il nous faut obéir et qui semble nous convier à imiter le Créateur est, à coup sûr, l'effet d'une passion pure, d'un sentiment naturel ; d'où il résulte que, lorsque nous ne pouvons accomplir cet acte, nous rougissons, nous comprenons que cette incapacité est pour nous quelque chose de dégradant et de honteux. Ah ! si les organes sexuels sont les plus sacrés du corps de l'homme, s'ils sont capables de donner la force, l'énergie, d'engendrer enfin ; s'ils peuvent, dans certaines circonstances et sous une influence maladive, produire le rachitisme, la faiblesse, la stérilité, de quels soins ne devons-nous pas les entourer? Quelles tentatives ne devons-nous pas faire pour soustraire l'humanité présente et les générations futures à l'affaiblissement physique et moral?

Nous en arrivons ainsi à dire que les maladies sexuelles

sont de la plus grande importance et qu'elles méritent d'être traitées avec le plus grand soin.

Malheureusement, la science, tout en guérissant, lègue souvent au pauvre patient des maladies aussi terribles qui le minent petit à petit, détruisent une à une ses plus belles espérances, attaquent son système nerveux, surexcitent son cerveau et font qu'il demande à hauts cris le silence de la tombe, en maudissant tout ce que le monde peut offrir de beau, d'agréable, de séduisant.

Mais s'il est vrai, s'il est bien prouvé que certaines maladies engendrées par le rapprochement, par le commerce des deux sexes, ne peuvent trouver de spécifique que dans l'emploi de certains corps susceptibles de porter le ravage dans l'économie, il est du devoir de l'homme qui pense, qui travaille pour ses semblables, de rechercher avec persévérance l'antidote du poison.

Frappé des maux résultant des traitements mercuriels employés pour soustraire l'homme à cette affreuse maladie, *syphilis* ou *vérole*, nous nous sommes demandé s'il n'y aurait pas moyen de soulager ces pauvres empoisonnés en arrêtant leurs souffrances.

Qu'est-ce donc que le traitement mercuriel? N'est-ce pas un empoisonnement lent auquel est soumis le malade? empoisonnement qui, un jour, doit infailliblement lui faire haïr l'existence en le couvrant de plaies gangréneuses, dénudant ses os et les nécrosant; et n'est-il pas tout d'abord alarmant de voir cette face aux contours naguère réguliers changer et devenir bouffie, au teint frais succéder le teint livide? Ici, l'empoisonnement commence et il est déjà tard pour appliquer le remède. — Dès lors, toutes les fonctions languissent, les malades sont affectés d'une diarrhée intense : de cette intelligence vive, ardente, que reste-t-il? presque rien; si, je me trompe, une physionomie hébétée. Bientôt la force musculaire s'éteint, un tremblement nerveux s'empare de tous les membres, le patient ne peut plus se livrer à aucun travail manuel, la marche devient de plus en plus difficile, les os sont le siége de douleurs affreuses, et le malade n'a pas même la consolation du sommeil; l'état anémique marche avec rapidité, l'essoufflement, les palpitations, les syncopes sont les indices incontestables de l'altération profonde du système sanguin, et bientôt la mort vient clore cette longue suite de tourments. Si nous ajoutons à cela la *phthisie pulmonaire*, qui se développe parfois sous l'influence de cet agent pernicieux, quel tableau effrayant n'aurons-nous pas devant nous, et ne doit-on pas le considérer comme aussi navrant, aussi terrible que celui de la *syphilis* elle-même?

Examinons quels sont les effets du mercure sur le sang. Voici ce qu'en dit l'éminent docteur *Germain Sée*, dans ses belles leçons de *Pathologie expérimentale* :

Dès que le mercure se trouve en contact avec le sang, il se combine directement avec l'albumine du plasma (1) *et la protéine des globules; c'est là la cause de l'anémie mercurielle.*

Le sang ainsi mercurialisé prend de la consistance, devient très-épais; d'où troubles profonds dans l'organisme et, par suite, maladies sans fin.

Eh bien! partant de ce principe, que le sang, sous l'influence de ce poison, se coagule, ce qui est la cause déterminante de tous les maux qui envahissent le malade, et nous basant sur des principes chimiques, nous sommes arrivé à inventer une liqueur qui, par ses propriétés diffluentes, devait bientôt nous donner les meilleurs résultats et nous prouver que la récompense se trouve toujours à la fin d'un travail sérieux.

---

(1) **Sang.** Formé, pendant la vie, de deux parties essentielles :
1° D'une liqueur-plasma;
2° De globules organisés.

C'est ainsi que, poussé par les cures merveilleuses obtenues, nous ne saurions trop conseiller aux malades atteints de ces déplorables affections, l'emploi de notre spécifique appelé à le consoler en soulageant ses infortunes.

Notre liqueur agit d'une façon entièrement opposée aux sels mercuriels. Tandis que ceux-ci épaississent le sang, celle-là le diffue; elle agit sur le mercure, qu'elle décompose, en formant des produits nouveaux facilement éliminés de l'organisme; elle neutralise donc les effets de ce poison violent et devient son plus puissant antidote, la vraie planche de salut du syphilitique.

Voilà ce que nous avons fait, voilà quel est le but de notre travail.

Nous allons parcourir rapidement les quelques maladies réputées *non syphilitiques*; ensuite, nous aborderons l'étude *résumée* de la *syphilis proprement dite*.

II

GONORRHÉE, BLENNORRHAGIE
BLENNORRHÉE

Vulgairement Chaudepisse

Cette maladie a pour résultat d'attaquer et de déterminer l'inflammation de l'urèthre et du prépuce chez l'homme, de l'urèthre et du vagin chez la femme, avec écoulement de matières corrompues.

Les anciens pensaient que cet écoulement était entretenu par une évacuation de sperme, de là le nom de *gonorrhée* donné à cette maladie, c'est-à-dire *écoulement de semence.* C'est *Swediaur* qui introduisit dans le langage *nosographique* le nom de *blennorrhagie,* admis aujourd'hui. Cette maladie prend le nom de *blennorrhée* lorsque l'écoulement existe sans symptômes inflammatoires.

Si une personne en parfaite santé se met en rapport avec une autre souffrant d'un écoulement chronique muqueux provenant de la *gonorrhée* ou *blennorrhagie,* il est probable que la contagion ne tarde pas à se transmettre, mais il est assez difficile de déterminer l'époque à laquelle elle commence à se montrer.

Quoi qu'il en soit, elle se manifeste ordinairement du deuxième au huitième jour. Elle peut apparaître plus tard, mais rarement plus tôt.

Au début, on éprouve un chatouillement au bord de la verge, qui, d'abord peu désagréable, devient très-incommode au bout de deux ou trois jours. Les lèvres du méat urinaire sont collées par une espèce de mucosité qui suinte de l'intérieur du canal; on éprouve un besoin fréquent d'uriner, et l'évacuation est accompagnée de douleurs très-vives et brûlantes; il survient de fréquentes érections plus ou moins douloureuses, suivant que le gland et le prépuce sont plus ou moins tuméfiés. Du sixième au huitième jour, l'écoulement devient plus abondant, plus épais, opaque, comme du lait; il se colore bientôt en jaune ou en vert. Les phénomènes inflammatoires persistent quelquefois jusqu'au vingtième jour, puis ils décroissent; l'écoulement diminue, prend une teinte jaune, puis blanche, devient de moins en moins abondant et finit par disparaître au bout du trentième ou quarantième jour.

Le traitement de cette maladie, tout en étant très-simple, demande beaucoup de soins et une médication bien appropriée et comprise.

La *blennorrhagie* étant une maladie *vénérienne* mais non syphilitique, c'est-à-dire que son pus, inoculé, ne peut déterminer de chancres, ni amener les accidents secondaires ni tertiaires de la vérole, il n'y a aucun besoin d'employer le mercure, comme on pouvait le faire autrefois. *Sir Astley Cooper*, célèbre médecin anglais, disait : « Je déclare qu'on « ne peut commettre une sottise, ou plutôt une cruauté plus « grande que de donner du mercure à des malades attaqués « de la *gonorrhée.* »

La médecine actuelle est revenue de cette erreur; mais si le malade en avait fait usage, il devrait recourir à la *Liqueur concentrée de salsepareille à l'iodure de potassium pur* pour neutraliser les effets désastreux de ce corps.

Le malade devra, autant que possible, garder le repos le plus absolu, et, s'il est obligé de travailler, se munir d'un bon suspensoir; il se mettra à l'usage de boissons émollientes. Cette période passée, il pourra employer les injections astringentes accompagnées de paquets dont la formule suit, à la dose de trois par jour, dans un peu d'eau sucrée :

Cubèbes en poudre . . . . 15 *gram.*
Sous-carbonate de fer. . . . . 4 *gram.*

F. S. A. 15 *paquets égaux.*

Si l'écoulement était passé à l'état chronique, on devrait se livrer aux injections au nitrate d'argent, ou mieux, au tannin et au vin vieux de Cahors :

Tannin . . . . 1 *gram.* 50
Vin vieux de Cahors . . . . . . 250 *gram.*

Nous devons dire, en passant, qu'on a accusé à tort les injections de produire des rétrécissements.

Dans le cours de la *blennorrhagie* il peut survenir, à la suite de fatigues ou faute de précautions, une inflammation du testicule qui constitue l'*orchite* ou *didymite*. Cette complication fait éprouver tout d'abord au malade un peu de pesanteur dans le *scrotum;* bientôt le gonflement, la rougeur, la chaleur sont très-prononcés, et une douleur très-vive peut rendre tout mouvement insupportable. L'engorgement se prolonge très-souvent le long du cordon testiculaire, et il se produit une espèce d'étranglement susceptible d'occasionner des hoquets, des vomissements : l'inflammation peut persister pendant longtemps.

Quelquefois, la maladie se termine par induration, surtout si le traitement a été négligé ou cessé trop promptement. Il faut toujours se hâter de combattre l'*orchite* par des saignées générales et locales, cataplasmes émollients et narcotiques, laxatifs doux, frictions résolutives iodurées et principalement le repos au lit; il faut insister sur ce dernier moyen.

On évitera presque toujours cet état fâcheux si, atteint de *gonorrhée*, on a soin de prendre immédiatement un suspensoir et d'éviter l'emploi d'injections astringentes ou irritantes et l'usage des stimulants résineux dans la *période inflammatoire*.

La *gonorrhée* peut produire un gonflement qui, à la verge, peut déterminer l'impossibilité de découvrir le gland (*phimosis*) ou de ramener le prépuce, qui en étrangle la base (*paraphimosis*).

Une médication émolliente suffit ordinairement pour faire disparaître ces accidents; dans le cas où l'étranglement persisterait ou donnerait de vives douleurs, l'aide du chirurgien serait alors indispensable, car retarder plus longtemps l'opération serait encourir le risque de la gangrène, de la *phlogose* et de l'ulcération du prépuce.

Comme nous l'avons dit plus haut, cette maladie exige une médication habile. En effet, il arrive souvent qu'une chaude-pisse mal soignée ou négligée détermine un rétrécissement permanent du canal urinaire, et c'est là une des conséquences funestes de la *gonorrhée*.

Enfin, elle peut occasionner l'irritation de la vessie, maladie cruelle qui attaque le moral de l'individu et le mène, le plus souvent, au tombeau.

CHANCRES

Nous devons ranger aussi parmi les affections vénériennes non syphilitiques le *chancre non infectant* (*chancre mou, chancre simple, chancrelle* et *chancroïde*). Ces affections peuvent exister en même temps que la *syphilis* et deviennent alors des complications fâcheuses. Ce chancre se déclare ordinairement du premier au troisième jour environ après le coït impur; il en apparaît souvent plusieurs à la fois.

Le chancre qui nous occupe présente, à son début, l'aspect d'une petite plaque rouge plus ou moins large. Au centre de cette plaque se montre un point blanc, formé par l'épiderme mortifié; si on l'enlève, il reparaît au-dessus en moins d'une heure. Ce point blanc va s'agrandissant et devenant plus profond; il forme aussi une véritable eschare ronde, blanche ou grisâtre, large de deux à cinq millimètres environ, qui tombe ou peut être détachée sans douleur vive le troisième jour sur le prépuce, ou les parties génitales de la femme, mais reste plus adhérente sur le tissu du gland. Cette eschare se détache d'une cavité à contours bien limités, taillés à pic, dont le fond rougeâtre, humide, reprend en quelques heures un aspect gris blanc.

L'aspect *diphthéritique* que prend le fond de la plaie n'est pas dû, comme dans la *diphthérite*, à la production d'une *pseudo-membrane fibrineuse blanche*, mais à la mortification qui continue à la surface des tissus dénudés. Comme elle continue plus facilement dans le tissu lamineux, lâche et infiltré sous-muqueux du prépuce, du frein, que dans le derme de cet organe, il en résulte qu'elle s'étend aussi au-dessous du derme conservé, ce qui constitue le décollement des bords de la plaie.

Le chancre simple s'accompagne souvent d'*adénites* (1) ou de *lymphites* (2) phlegmoneuses, suppurant et fournissant dans quelques cas un pus inoculable : le *bubon virulent* du chancre simple est produit ainsi.

Ce chancre est assez grave ; il peut facilement s'ulcérer et donner lieu à la gangrène.

CHANCROÏDE

ALEXANDER BÉNÉDICTUS et MARCELLUS CUMANUS, auteurs qui les premiers écrivirent sur la syphilis, ne confondaient nullement ce chancre avec le *chancre infectant* ou *syphilitique*. En 1551, MUSA BRASSAVOLA les confondit ; en 1852, BASSEREAU établit de nouveau cette différence si tranchée et prouva bien clairement qu'il n'existait aucun rapport entre le *chancre simple non infectant* et le *chancre syphilitique infectant* ou *induré*. — C'est CLERC qui proposa le nom de *chancroïde*.

Les caractères de ces deux espèces de chancres sont les suivants :

Chancre infectant

Il est incubant, induré, solitaire, accompagné d'adénites suppurées ; il ne s'inocule pas par voisinage. Il a une forme et un aspect particulier.

Nous le décrirons en traitant de la syphilis.

Chancre non infectant

Il n'incube pas, n'est pas induré ; il est multiple. Quand il est accompagné d'adénites, ce sont des adénites suppurées ; il s'inocule par voisinage ; physionomie particulière.

---

(1) Inflammation des glandes.
(2) Inflammation des vaisseaux lymphatiques.

III

SYPHILIS

Nous venons de voir les terribles résultats de la simple *gonorrhée*, et déjà l'effroi commence. Que sera-ce lorsque nous aurons passé en revue tout ce que la syphilis proprement dite renferme de cruel et d'épouvantable! Avouons ensemble que si l'Être suprême nous a permis la jouissance matérielle sur cette terre, il a voulu aussi nous la faire acheter parfois chèrement. Cet instant passionné où toutes les fibres nerveuses sont en jeu, où l'imagination s'exalte, où le cœur se gonfle et palpite, où il nous semble avoir saisi l'idéal, ce moment fuit bientôt loin de nous, l'affaiblissement succède et l'homme se trouve en face de la réalité. Il songe alors, il devient soucieux, quelque chose le tourmente, le poursuit, c'est un sentiment craintif qui s'est emparé de son esprit. Au bout de quelques jours, poussé par l'instinct de la conservation, il se regarde, s'examine, il voit : qu'aperçoit-il, grand Dieu! Le doute n'est plus permis; de ses beaux rêves d'amour et de jouissance, il ne lui reste plus que le poison qui va s'inoculer petit à petit.

Notre devoir est de suivre maintenant pas à pas le monstre dévastateur qui portera un jour la honte au milieu de la famille, la tristesse dans le cœur, le malheur et la faiblesse chez les enfants. S'il n'est pas permis à la science de le vaincre immédiatement, elle a le pouvoir de le combattre avec efficacité et de rendre à l'homme cette santé si chère, cette quiétude d'esprit qu'un seul moment avait suffi à lui enlever.

Quoique repoussants, ayons le courage d'envisager froidement les symptômes de cette affreuse maladie et d'en étudier les déplorables effets.

La *syphilis* ou *vérole* est une maladie spécifique, transmise par contact et par hérédité, caractérisée par une irritation locale et, à ses différentes périodes, par des accidents plus ou moins divers, dont l'évolution est subordonnée à l'action du virus syphilitique et dont la marche est ordinairement déterminée.

On a admis pendant très-longtemps que cette maladie avait été importée d'Amérique, et à ce point de vue nous ne saurions louer Christophe Colomb d'avoir découvert tant de choses à la fois. Mais des recherches nombreuses faites depuis ont clairement prouvé que les symptômes syphilitiques avaient fait leur apparition en 1488, quatre ans avant le retour du célèbre explorateur. A cette époque, il y eut une véritable épidémie de syphilis très-violente qui se répandit avec une rapidité effrayante, non-seulement en France, mais encore dans toute l'Europe. Avant cette époque, on n'en rencontre pas de traces, et les médecins grecs et romains parlent bien d'affections vénériennes, mais non de la syphilis proprement dite.

Quoi qu'il en soit, elle débute toujours par un *chancre infectant*, qui peut résulter de la contagion d'un individu sain, d'un *chancre infectant*, d'un *accident secondaire* à forme suppurative, du sang d'un syphilitique à la période secondaire et, dans certains cas, de ses sécrétions normales ou morbides.

La contagion peut être *immédiate*, c'est-à-dire avoir lieu à la suite d'un contact direct entre le syphilitique et l'individu sain ; elle peut aussi être *médiate*, c'est-à-dire se faire au moyen d'un intermédiaire.

Voici ce que disent sur la contagion CLERC-MARTIN et BELHOMME :

« Pour que la contagion puisse avoir lieu, il faut les conditions suivantes :

« 1° Le dépôt du virus syphilitique sur un point de la peau ou de la muqueuse;

« 2° Il faut une excoriation, une déchirure, du reste bien facile à se produire dans l'action du coït ;

« 3° Il faut admettre que l'individu soumis à la contagion n'y soit pas réfractaire, ou bien qu'il n'ait pas ou n'ait pas eu la syphilis constitutionnelle, soit acquise, soit héréditaire, car on ne peut avoir la syphilis qu'une fois. » (*La syphilis ne peut se doubler.* — RICORD.)

« Le virus syphilitique est promptement absorbé. La période d'incubation est le temps nécessaire au virus pour passer dans tout l'organisme. Le chancre infectant n'est que la première manifestation apparente de la diathèse syphilitique. » (AIMÉ MARTIN.)

M. TARDIEU divise la syphilis de la manière suivante :

1° *Syphilis commune;*
2° *Syphilis phagédénique* ou *cachectique;*
3° *Syphilis héréditaire.*

On la divise aussi communément en syphilis *primitive* ou *locale*, et en syphilis *constitutionnelle* ou *consécutive*. Cette dernière forme de syphilis se divise elle-même en accidents *secondaires, tertiaires* et *quaternaires*.

La syphilis se déclare en général du troisième au huitième

jour, par la présence d'un ou de plusieurs chancres affectant plus particulièrement les organes génitaux.

Ce chancre fait éprouver tout d'abord une démangeaison qui de faible peut aller jusqu'à occasionner d'insupportables douleurs ; il est indolent, peu inflammatoire. Parfois, il est régulièrement arrondi et taillé à pic. La rougeur est ordinairement peu marquée, le fond et la marge sont gris, criblés de petits points rougeâtres ; les bords sont durs ; il possède une base circonscrite. L'induration a lieu ordinairement vers le deuxième septénaire, rarement plus tôt, presque jamais plus tard. Cette induration peut persister jusqu'à dix mois et plus. C'est là le chancre induré ou *huntérien*.

Quand un chancre a été reconnu pour être un vrai chancre induré, on peut être certain d'avoir affaire à la *vérole constitutionnelle*.

Ce chancre peut parfois se rencontrer dans le canal *uréthral* et faire supposer que l'écoulement produit est dû à une *blennorrhagie;* mais en palpant avec soin le canal on découvrira une petite résistance, surtout si le chancre s'est induré ; du reste, le produit qui s'écoule dans cette circonstance est rouillé et sanguinolent.

Il faudra soigner ce chancre avec soin, éviter d'employer les corps gras qui favorisent toujours la suppuration et par suite les inoculations, bannir l'usage de l'onguent mercuriel qui transforme ce chancre en ulcère rongeant, guérissant d'un côté, s'étendant de l'autre, donnant la fièvre, portant le trouble dans les digestions, déterminant chez le malade un état cachectique qui peut entraîner la mort. C'est ce qui constitue le *phagédénisme* ou *syphilis phagédénique*.

On voit donc avec quelles précautions ce chancre doit être traité. Il faudra toujours employer les astringents, l'alun, vin aromatiqne, extrait de Saturne, perchlorure de fer liquide, de façon à tanner les parties saines environnantes et empêcher ainsi l'inoculation.

En même temps que l'induration du chancre a lieu, on voit survenir dans l'aine un engorgement des ganglions. Il est le caractère réel de la généralisation de la syphilis. Ces engorgements, désignés sous le nom de *bubons*, paraissent en général après le second septénaire. Aussitôt que ces engorgements se montrent, il faut de toute nécessité et malheureusement avoir recours promptement aux mercuriaux.

Ces bubons sont tantôt susceptibles de produire un pus inoculable (*bubon virulent*), tantôt ils ne sont que le résultat d'une inflammation des ulcérations de l'urèthre, du prépuce, du gland, etc., etc. (*bubon non virulent*).

Le *bubon virulent* apparaît du huitième au quinzième jour, donne toujours un pus inoculable, ses bords s'ulcèrent, et la plaie finit par former un *vaste chancroïde*.

Quant au *bubon non virulent*, il se termine par résolution.

Enfin, il se déclare très-souvent des végétations sur les parties sexuelles.

Médication. — La cautérisation sera le moyen qu'on devra employer pour réduire le chancre. Des applications résolutives et l'incision constitueront le traitement des bubons ; l'excision et la cautérisation, celui des végétations.

La médication interne se composera de mercuriaux et ensuite de la *Liqueur concentrée de salsepareille à l'iodure de potassium pur*.

ACCIDENTS SECONDAIRES

Ces accidents consistent principalement dans :

1° Les *plaques muqueuses;*

2° La *roséole syphilitique.*

Plaques muqueuses

Elles affectent ordinairement les organes génitaux, l'anus, la bouche, les amygdales, la face et les intervalles des orteils. Elles commencent à être d'abord de petites papules peu saillantes, bientôt sans épiderme, grisâtres ou livides; elles se réunissent quelquefois en plaques étendues. Ces plaques se montrent plus particulièrement dans la bouche et la gorge. Elles peuvent prendre, dans quelques cas, un volume énorme et former des groupes qui se montrent au front, à la face, au cou, au dos, au gland, à la langue. Elles peuvent également persister pendant longtemps et laisser après elles une cicatrice. Elles s'ulcèrent parfois, mais le plus souvent elles se terminent par exfoliation.

Médication. — Les *lotions astringentes*, le *nitrate d'argent*, la *teinture d'iode* et le *perchlorure de fer liquide* joints aux mercuriaux (*pilules au proto-iodure de mercure*) et à la *Liqueur concentrée de salsepareille à l'iodure de potassium chimiquement pur.*

Roséole syphilitique

La roséole syphilitique se montre sous forme de plaques légèrement saillantes, tout d'abord d'un rouge vif, plus tard sombres, cuivreuses, gris-brun. Ces plaques envahissent la poitrine, les membres, la face. Au bout de quelque temps, elles finissent par disparaître, surtout si le traitement a été prompt et bien conduit.

En outre de la roséole syphilitique, plusieurs autres maladies de la peau peuvent se développer. Parmi les plus graves, nous citerons : l'*acné*, l'*impétigo*, le *lupus*, le *psoriasis*, le *pemphigus*.

Toutes ces affections cutanées sont accompagnées, le plus souvent, de la chute des cheveux, des ongles, d'ulcérations ayant le siége au palais, au pharynx, dans les fosses nasales, pouvant même s'emparer du système osseux et le perforer.

Médication. — Pilules au proto-iodure de mercure et *Liqueur concentrée de salsepareille à l'iodure de potassium chimiquement pur.*

ACCIDENTS TERTIAIRES

Les accidents tertiaires sont :

1° Le *sarcocèle syphilitique;*
2° Le *myitis syphilitique;*
3° Les *gommes;*
4° Les *exostoses* et *caries syphilitiques.*

Sarcocèle syphilitique (*orchite syphilitique*), Albuginite (Ricord).

Le sarcocèle syphilitique se révèle par l'augmentation du volume des bourses qui résulte :

1° Du gonflement du testicule;

2° D'un épanchement du liquide dans la tunique vaginale, tenant en suspens des cristaux de *cholestérine* (1).

La sensibilité, dans le *sarcocèle syphilitique,* est entièrement émoussée. Les désirs vénériens se font rarement sentir; ils peuvent même devenir nuls et impossibles si la maladie affecte les deux testicules.

Myitis syphilitique

Dans le *myitis syphilitique,* les muscles ne sont plus extensibles, c'est-à-dire, ne peuvent plus s'étirer. C'est une véritable rétraction.

(1) Substance cristalline des calculs biliaires humains.

Gommes

Les *gommes* sont des tumeurs grisâtres d'origine syphilitique, siégeant dans le périoste, les muscles, les tendons, la peau, le cœur. Cette tumeur augmente peu à peu, devient molle de dure qu'elle était, et finit par s'ulcérer. Après la guérison, elle laisse des traces plus ou moins profondes ayant l'aspect de véritables brûlures.

Exostoses

Les *exostoses* sont des tumeurs osseuses qui se développent à la surface des os, avec lesquels elles forment une certaine adhérence; d'autres fois, ces tumeurs sont entièrement distinctes de l'os, et celui-ci ne paraît pas avoir subi de changements notables. Dans tous les cas, c'est un indice frappant d'une altération profonde de l'organisme.

Carie

La *carie* est cette maladie terrible qui attaque vivement le système osseux. Le tissu se ramollit petit à petit, s'infiltre d'un pus sanieux, d'une odeur fétide; l'os ne tarde pas à devenir friable, comme poreux, et il s'y forme des espèces de chambres séparées par des cloisons vermoulues, renfermant une substance molle, sanguinolente. L'os est souvent tellement carié, qu'il est impossible d'en arrêter les progrès. L'amputation seule est le remède le plus efficace.

ACCIDENTS QUATERNAIRES

Syphilis viscérale

Dans les *accidents quaternaires*, tous les viscères peuvent être atteints : *cerveau, poumon, foie, rate, reins.*

Lorsque la maladie s'empare du cerveau, toutes les fonctions nerveuses sont troublées, l'intelligence n'existe plus, la mémoire s'éteint, les hémiplégies et les paraplégies en sont les funestes conséquences.

Le poumon se trouve-t-il atteint? la phthisie pulmonaire ne tarde pas à se montrer, escortée de plaies dégoûtantes et suppurantes qui mettent le malade dans le plus déplorable état.

Dans le *foie*, elle détermine l'*ictère* ou *jaunisse* et engendre la *cirrhose* ou *atrophie de cette glande.*

Dans les *reins,* elle donne naissance à l'*albuminurie* et aux *hydropisies.*

On comprendra facilement qu'au bout de toutes ces maladies, de toutes ces souffrances, se rencontre la mort qui, à notre avis, est bien moins hideuse que toutes ces affreuses misères.

Que faut-il donc faire pour arrêter le mal et l'empêcher de progresser?

C'est ici où *notre spécifique se montre d'une efficacité merveilleuse.* Loin d'agir d'une façon bienfaisante dans les accidents tertiaires et quaternaires, les préparations mercurielles constituent les médicaments les plus dangereux. L'emploi du mercure doit donc être complétement banni. *La Liqueur à l'iodure de potassium chimiquement pur doit être seule employée*. Nous ne saurions trop recommander aux malades de suivre nos conseils, basés sur la plus saine expérience.

Pour finir notre aperçu sur les maladies syphilitiques, il nous reste à traiter de la *syphilis héréditaire,* question de la plus haute importance, tant au point de vue moral que physique, puisqu'elle engage notre conscience et la vie de ce que nous avons de plus cher au monde : nos enfants.

SYPHILIS HÉRÉDITAIRE

La syphilis peut être transmise aux enfants, soit par le père, soit par la mère. Par le père, lorsqu'à l'époque de la fécondation celui-ci est atteint d'accidents contagieux, qu'il transmet à la mère et cette dernière au fœtus. Par la mère, atteinte d'accidents primitifs, secondaires et tertiaires; car il est impossible d'affirmer que les accidents tertiaires ne soient pas transmissibles (TARDIEU).

Quoi qu'il en soit, il est à remarquer que l'enfant qui naît syphilitique est, ordinairement, beau et bien constitué. A cette santé apparente ne tardent pas à succéder certains troubles intestinaux accompagnés d'enchifrènements et d'épistaxis (1) répétées. Puis survient une sécrétion nasale qui peut devenir très-abondante, irriter l'aile du nez et occasionner aux lèvres des ulcérations profondes. Plus tard, des tubercules muqueux se montrent à l'anus, aux parties génitales, etc., etc.; enfin apparaît la roséole. Le gosier devient le siége d'une irritation particulière qui empêche le petit être d'avaler et de prendre la nourriture nécessaire au développement de son petit corps, déjà si malade ! Sa peau devient terne; son visage, maussade et sans expression, languit sous cette influence maladive, ses forces s'éteignent peu à peu et tout rentre dans le néant; ou, s'il surmonte la crise, il reste petit, rabougri, sans mémoire ni intelligence, en proie aux maladies affreuses qui en font un vrai martyr et qui, plus tard, lui feront maudire l'auteur de ses jours.

(1) Écoulement de sang par les narines.

Il se présente donc tout naturellement une question très-importante, à savoir :

Si l'homme atteint de sypbilis ou d'accidents syphilitiques peut et doit se marier? Nous répondrons hardiment : Non!

Avant tout, il doit se soigner et faire disparaître toute trace : sans cela, il s'expose à des conséquences funestes qui porteront dans son âme le trouble et la honte; dans sa famille, le désespoir!

Nous crions bien fort contre la génération actuelle, nous répétons à satiété que notre jeunesse est incapable de grandes choses, qu'il n'y a plus d'énergie, de force ni physique ni morale, et nous allons chercher souvent la cause là où elle n'existe pas. Demandons-nous plutôt si ce n'est pas notre faute, et si nous n'avons pas négligé quelque vieux péché!

En effet, du commerce de l'homme syphilitique avec la femme, que peut-il en résulter, si ce n'est un être sans force, sans intelligence et toujours maladif? Pauvre créature qui n'a pas demandé à venir et qui est la victime innocente d'une passion insensée, j'oserai même dire d'un crime prémédité!

Enfin, ne pouvant éviter le mal, indiquons le remède, et qu'il soit ainsi permis à la science de conjurer ce fléau terrible, d'empêcher les générations entières d'être infectées, d'accorder à l'homme, malgré ses fautes, le bonheur de regarder avec complaisance son ouvrage et de déposer sur son front, exempt de tout principe morbide honteux, le baiser paternel.

Médication. — Faire suivre à la nourrice le traitement dépuratif à l'iodure de potassium chimiquement pur. En administrer directement à l'enfant.

POTION POUR L'ENFANT :

Liqueur iodurée. . . . . 1 *godet.*
Eau . . . . 1/2 *verre.*

A prendre une cuillerée à café le matin et le soir.

IV

MALADIES CUTANÉES

Acné ou Acmé — Dartre pustuleuse

L'*acmé* est caractérisée par de petites pustules rouges accompagnées d'inflammation, envahissant la face, les régions sternales et qui, une fois sèches, présentent des taches violacées ou de petites cicatrices.

Que l'*acmé* soit constituée par une *dartre pustuleuse* (acmé proprement dite), ou bien par la *couperose* ou le *sycosis*, rien ne saurait guérir cette affection que les dépuratifs puissants.

Nous devons dire que ces maladies, comme celles que nous allons décrire, ne sont pas toujours engendrées par la syphilis, mais qu'elles sont le résultat d'une altération profonde du sang, déterminée par l'encombrement des humeurs morbides.

Impétigo — Dartre crustacée

L'*impétigo* est une maladie cutanée offrant de petites pustules tantôt agglomérées et n'affectant qu'une partie du corps (*impetigo figurata*), tantôt dispersées (*impetigo sparsa*). Le premier passe ordinairement au bout de quelques jours d'un traitement approprié; quant au second, il présente plus de gravité et tend à prendre la forme chronique. Ces pustules ne tardent pas à former une humeur visqueuse qui se dessèche et laisse des croûtes jaunes et verdâtres.

Quoi qu'il en soit, si la maladie n'offre pas un caractère inquiétant, la médication se bornera à l'emploi de simples lotions faites d'abord avec l'eau de guimauve, ensuite avec l'eau végéto-minérale, les solutions *alumineuses* et *alcalines*.

Dans le cas où l'affection persisterait, il faudrait faire immédiatement usage de la *Liqueur iodurée*. Il est même prudent, pour éviter les complications, de se soumettre à ce traitement aussitôt que l'affection commence.

Lupus — Dartre rongeante

Le *lupus* est caractérisé par des tubercules plus ou moins volumineux, indolents, solitaires ou groupés, déterminant des ulcères rongeants. Le *lupus excedens* ou *dartre rongeante* se montre ordinairement au nez par un petit tubercule qui ne tarde pas à s'ulcérer, en donnant lieu à une grave inflammation. Cette ulcération laisse suinter une humeur purulente et fétide. La dartre rongeante peut se développer également sur d'autres parties de la face.

Le *lupus non excédens* s'empare de la face, qui se tuméfie, et acquiert quelquefois un volume énorme.

Outre la cautérisation profonde, qui est le meilleur moyen externe pour arrêter les progrès du mal, il faut prendre avec persévérance la *Liqueur iodurée*, seul moyen pour enrayer cette cruelle maladie et arriver à un résultat satisfaisant.

Psoriasis

C'est une inflammation de la peau. Cette dernière se recouvre d'élevures donnant naissance à des plaques squameuses, envahissant une partie du corps plus ou moins étendue. Cette maladie est héréditaire. Elle demande un traitement suivi. Les bains sulfureux et la *Liqueur iodurée* sont employés avec le plus grand succès.

Pemphigus

C'est une inflammation de la peau commençant par des plaques rouges, suivies de bulles plus ou moins fortes et remplies d'un liquide qui ne tarde pas à s'écouler. Cette maladie est tantôt accompagnée de fièvre, tantôt elle n'occasionne qu'une démangeaison désagréable. Elle peut revêtir la forme aiguë ou chronique. Dans tous les cas, les boissons rafraîchissantes et les bains émollients sont les remèdes qu'on devra employer.

Si l'affection provient d'une maladie syphilitique, ce qui arrive le plus souvent, il sera essentiel de passer au traitement dépuratif. Si la maladie s'est emparée d'un enfant né de parents syphilitiques, il sera utile de faire suivre ce traitement à la nourrice elle-même. (Voir *Syphilis héréditaire.*)

Prurigo — Synonyme de démangeaison

C'est une éruption cutanée caractérisée par de petites papules donnant naissance à une démangeaison qui, tout d'abord peu désagréable, devient très-vive et intolérable. Il y a deux sortes de prurigo :

1° Le PRURIGO MITIS ;
2° Le PRURIGO FORMICANS.

Le *prurigo mitis* cède facilement aux bains, aux boissons délayantes et adoucissantes.

Quant au *prurigo formicans,* il tourmente continuellement si fort le malade, que ce dernier recherche avec empressement le contact des corps froids, et la démangeaison peut devenir d'une intensité telle qu'on le voit se servir de ses ongles pour s'écorcher, ou s'armer d'une brosse rude pour tâcher de mettre un terme à sa souffrance. Tous ces moyens, loin de calmer la douleur, ne font que l'exaspérer, et ce n'est que dans l'emploi des bains frais et de la *Liqueur dépurative* que le patient trouvera une prompte guérison.

Prurit

C'est une sorte de chatouillement qui se manifeste à la surface de la peau et des muqueuses. Nous ne décrirons ici que le *prurit vulvaire*, parce qu'il est souvent le résultat d'un écoulement *blennorhagique* ou *syphilitique.* Il siége ordinairement aux petites lèvres, à la face interne des grandes ou au clitoris; il peut s'étendre même jusqu'à l'anus.

Le *prurit* vient par accès et se révèle principalement pendant le sommeil. Il peut occasionner des crises nerveuses, des douleurs atroces et amener une congestion de la face.

La *Liqueur iodurée*, les bains de son, les lotions au sublimé corrosif et à l'extrait de Saturne constituent la médication.

Intertrigo

C'est une maladie toute simple déterminée par le frottement de deux parties l'une contre l'autre, qui occasionne une démangeaison insupportable à l'anus, au scrotum, aux grandes lèvres et quelquefois à la peau de la verge.

On remédie à cette affection en lotionnant les parties avec de l'extrait de Saturne et en les saupoudrant d'amidon finement pulvérisé.

Mais lorsque l'intertrigo se complique d'*eczéma* ou d'*impetigo sparsa*, on doit se livrer aux bains amidonnés et à la médication purgative et dépurative à l'*iodure pur*. Suivre un régime hygiénique qui consistera à se priver de boissons alcooliques et à faire usage de végétaux.

Les quelques maladies que nous venons de décrire d'une manière succincte se montrent plus particulièrement chez les personnes qui ont été atteintes de syphilis. Elles peuvent également attaquer celles dont le sang est vicié par l'encombrement des humeurs. Dans le premier comme dans le second cas, il faut une médication énergique et soutenue, pour éviter la chronicité qui devient si difficile à guérir.

Enfin, nous terminerons en disant que le *cancer*, les *glandes*, la *goutte*, le *rhumatisme goutteux*, les *douleurs articulaires* et *rhumatismales*, les *scrofules* (*écrouelles*, *humeurs froides*), étant des maladies engendrées par le sang et dénotant une altération profonde de ce dernier, on ne saurait trop insister sur la médication dépurative destinée à porter le soulagement et à engendrer la guérison.

C'est la seule aussi qui pourra mettre le malade à l'abri des affections suivantes : *coups de sang, furoncles, engorgements, engourdissements, étouffements, plaies, ulcères, ophthalmies, etc., etc.*, maladies occasionnées toujours par l'impureté et l'âcreté du sang.

C'est donc dans un but tout humanitaire que nous venons offrir un nouveau produit appelé à rendre à nos semblables les services les plus importants. Il soulagera leurs misères et leur procurera un repos que, sans lui, ils auraient cherché en vain.

Les cures merveilleuses que nous avons obtenues et l'accueil digne de remarque qu'ont fait depuis longtemps les sommités médicales à notre produit, nous font un devoir de l'indiquer et de le propager le plus possible, sûr d'avance que les pauvres malades en proie à ces cruelles douleurs nous en sauront un gré infini.

L. ROZÈS-JOLY,

Pharmacien-Chimiste,

Directeur de la Pharmacie centrale d'Agen.

(Lot-et-Garonne.)

POMMADE ANTI-DARTREUSE

Notre Pommade est infaillible dans le traitement des maladies dartreuses. Elle doit toujours être accompagnée de notre Liqueur iodurée.

N. B. Pour éviter toute contrefaçon, nous recommandons d'une manière toute spéciale d'exiger, tant sur notre manchon renfermant la liqueur que sur l'enveloppe qui recouvre notre pot, notre signature ci-dessus.

ON TROUVE

Notre **Liqueur dépurative à l'Iodure de Potassium chimiquement pur,** ainsi que la **Pommade anti-dartreuse**, dans toutes les bonnes Pharmacies de France et de l'Étranger.

Le Flacon, 4 fr. — Les six Flacons, 20 fr.

POMMADE ANTI-DARTREUSE

2 fr.

DÉPOT GÉNÉRAL

Chez MM. CHASSAING, GUÉNON et Cie, Pharmaciens

2, rue de la Coutellerie, 2

PARIS